CONTRIBUTION A L'ÉTUDE

DE LA

COLIQUE DU POITOU

CONSIDÉRÉE COMME

INTOXICATION SATURNINE

PAR

COUTAND

Docteur en médecine de la Faculté de Paris.

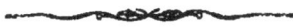

PARIS

A. PARENT, IMPRIMEUR DE LA FACULTÉ DE MÉDECINE

A. DAVY, successeur

52, RUE MADAME ET RUE MONSIEUR-LE-PRINCE, 14

1884

CONTRIBUTION A L'ÉTUDE

DE LA

COLIQUE DU POITOU

CONSIDÉRÉE COMME

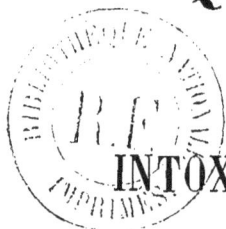

INTOXICATION SATURNINE

PAR

COUTAND

Docteur en médecine de la Faculté de Paris.

<figure>～∞×∞～</figure>

PARIS

A. PARENT, IMPRIMEUR DE LA FACULTÉ DE MÉDECINE

A. DAVY, successeur

52, RUE MADAME ET RUE MONSIEUR-LE-PRINCE, 14

1884

A MA FAMILLE

CONTRIBUTION A L'ÉTUDE

DE

LA COLIQUE DU POITOU

CONSIDÉRÉE COMME

INTOXICATION SATURNINE

~~~~~~~~~~~~~~~~~~~~~~~~

AVANT-PROPOS.

La colique du Poitou, sur laquelle on a beaucoup dis-
cuté autrefois, surtout à propos de son étiologie, est rap-
prochée par la majorité des auteurs contemporains de la
colique saturnine. L'identité des symptômes avait fait
d'abord assigner aux deux maladies une cause commune, puis, des recherches directes permirent de démon-
trer dans certaines variétés de coliques dites végétales
ou du Poitou la présence de composés plombiques dans
les liquides ingérés (1).

Mais, sans nier la valeur de l'analogie sinon de l'iden-

(1) Coliques sèches observées par les médecins de marine. (Lefèvre.
Recherches sur les causes de la colique sèche observée à bord des navires de guerre français, particulièrement dans les régions équatoriales
et sur les moyens d'en prévenir le développement. Paris, 1859.)

tité des symptômes des coliques métallique et végétale, sans infirmer la valeur des constatations directes auxquelles nous faisions à l'instant allusion, force est de reconnaître que dans maints cas la preuve matérielle reste encore à faire. Pour affirmer la valeur de notre dire, nous n'aurions qu'à citer les propres paroles d'un classique, de Grisolle (Traité de pathologie interne, t. II, p. 918, 2ᵉ édition, 1875). « Pour moi, dit-il, la colique sèche n'est autre qu'une intoxication saturnine et si, nonobstant une pareille conviction, je lui ai encore consacré un article spécial, c'est parce que, *dans l'esprit de beaucoup de médecins éclairés, la question est encore discutable.* »

Dans une faible mesure et pour une variété de ces coliques végétales, celle liée à l'usage des vins, nous apportons à la pathogénie un supplément d'observation. Le milieu dans lequel nous avons observé, le Saumurois, partie de l'Anjou voisine du Poitou où la colique végétale sinon a pris naissance, au moins a commencé à être bien décrite; d'un autre côté la force des préjugés, la ténacité des anciennes coutumes surtout chez les paysans, qui nous permettent avec quelque apparence de raison de penser que les habitudes d'aujourd'hui ne sont que des habitudes anciennes transmises; ces deux conditions donneront sans doute quelque valeur à une explication qui contribuera, peut-être, à jeter à quelques siècles de distance un certain jour sur le mécanisme de production d'une affection qui n'a pas autant disparu qu'on le croit de son lieu d'origine (1).

(1) Article Colique. Dictionnaire encyclopédique des sciences médicales, par MM. les docteurs Morache et Zuber.

Dans un court historique, nous rappellerons les descriptions des anciens auteurs et leurs idées sur la symptomatologie et l'étiologie de la colique du Poitou. Nous citerons ensuite nos proj res observations. Dans un troisième chapitre, nous les commenterons. Enfin, une quatrième partie, très courte, nous permettra d'établir nos conclusions.

Qu'il nous soit permis avant de commencer notre travail, de remercier M. le professeur Béclard d'avoir bien voulu en accepter la présidence.

CHAPITRE PREMIER.

La colique du Poitou, décrite d'abord par Citois, comme nous allons le voir, et rattachée par lui à l'usage des vins altérés, prête bientôt son nom à toutes les variétés de coliques sèches métalliques ou autres. Puis les premières en ayant été distinguées, toutes les affections caractérisées par une entéralgie violente avec constipation, parfois même diarrhée, ont été indistinctement décrites sous le nom de *colique du Poitou*, devenue synonyme de colique végétale. Cette confusion a peut-être retardé la recherche de la véritable origine de l'affection, car qui eût pu supposer autre chose qu'une simple irritation gastro-intestinale dans une maladie que l'usage de l'eau (1), du jus de fruit (2), du vin (3), du cidre (4) pouvait produire?

Quant à nous, revenant à l'appellation ancienne, nous ne parlerons que de la colique du Poitou, produite par l'usage des vins du pays.

HISTORIQUE.

La colique végétale ne paraît pas avoir été connue des médecins grecs et arabes, quoi qu'en dise Ch. Lespois, qui

(1) Colique des navires.
(2) Colique de la Jamaïque (jus de limon).
(3) Colique du Poitou.
(4) Colique de Normandie.

prétend l'avoir trouvée décrite dans leurs ouvrages. La relation de Paul d'Égine n'a rien de caractéristique.

En 1572, elle commence à exercer de grands ravages dans la province du Poitou. Citois, médecin de Poitiers, fait à cette époque et pour la première fois une histoire détaillée et bien remarquable des symptômes de cette maladie, de sa cause déterminante et de son traitement sous le nom de colique du Poitou qui depuis lui fut conservé. Tous ceux qui ont écrit sur ce sujet ont rappelé le mémoire intéressant de Citois devenu classique.

« Cette colique bilieuse, disait-il, se reconnaît aux symptômes suivants : attaque subite, pâleur du visage, froid des extrémités, langueur des forces, inquiétude d'esprit, anxiété du corps, privation absolue de sommeil, faiblesse ou plutôt douleurs de l'épigastre, perte de l'appétit, continuité de nausées, de rots, de vomissements d'une matière porracée, érugineuse, soif inextinguible, strangurie incommode qui simule le calcul, chaleur dans les hypochondres, peu quelquefois point de fièvre, douleurs aiguës dans l'estomac, les intestins, les reins, les îles, les aines, les épaules, les mamelles et la poitrine, parfois les cuisses et la région sacrée. Après un temps de relâche plus ou moins long, exaspération des symptômes déjà décrits ; perte de la motilité dans les coudes, les mains, les jambes et les pieds. Ces derniers sont plus rarement affectés. La sensibilité se maintient dans toutes les parties ou plutôt elle est en excès dans tout le système cutané. Vient une rémission de ces symptômes qui donne aux malades le temps de recouvrer des forces suffisantes pour marcher ; mais la maigreur, la pâleur des malades leur donnent la ressemblance de statues ambulantes dont les bras immobiles restent suspendus par leur propre poids.

« La maladie se termine par les convulsions, l'épilepsie, le plus ordinairement par la paralysie ou une faiblesse extrême, quelquefois par l'amaurose, un flux de ventre et des hémorrhoïdes. »

Près de cent ans plus tard, en 1671, Wepfer décrit cette maladie à Schaffouse.

Boucher-Beauval qui pratiquait à La Rochelle, en 1723, étudie comme Citois les symptômes, l'étiologie, la thérapeutique de la colique du Poitou. Le tableau qu'il en trace est à tel point identique à celui qu'en fait Citois, qu'il devient inutile de citer ses paroles.

Contentons-nous de nommer Lespois, Tronchin, Bacher, Gombalusier qui n'ajoutent rien d'important aux descriptions de Citois.

Bonté, vers la fin du dernier siècle (1760), observe en Normandie une épidémie de colique végétale qu'il décrit sous le nom de colique du Poitou dans des mémoires remarquables insérés dans le « Journal de Vandermonde (1761-1762-1764). Il divise la maladie en trois périodes ; mais bien que l'origine soit rattachée à une cause différente que celle qu'avait invoquée Citois, sa description semble calquée sur celle du médecin de Poitiers. C'est le dernier travail important publié sur ce sujet.

Les travaux du commencement de ce siècle ne renferment rien d'intéressant au point de vue de la symptomatologie qui est épuisée ; au point de vue de la pathogénie, les uns confondent la colique du Poitou avec la colique métallique, d'autres l'en distinguent; quant au traitement, il subit des modifications en rapport avec l'opinion qu'on se fait de sa nature.

A la lecture des auteurs contemporains, on ne peut s'empêcher de reconnaître qu'à leurs yeux, la maladie n'a plus qu'une valeur historique. Nous démontrerons qu'il n'en est pas tout à fait ainsi.

Pour terminer notre aperçu historique, signalons les articles écourtés de nos classiques et l'article critique que Hirsch a consacré à la colique du Poitou.

Quant à la *nature* de l'affection qui nous intéresse d'une façon plus particulière, elle est pour Citois d'origine végétale ; c'est à l'usage des vins du pays qu'il faut la rattacher et ceux qui en font le plus usage fournissent les cas les plus nombreux et les plus graves. Les membres des communautés religieuses d'alors, qui jouissaient d'un bien-être inconnu du peuple, en étaient au dire de cet auteur très fréquemment victimes. Il raconte entre autres (page 161) que « treize Feuillants, nouvellement arrivés dans un couvent près de Poitiers, furent attaqués de cette colique et ne furent délivrés des symptômes de la maladie sévissant sur eux avec violence qu'en *renonçant au vin du pays.* »

Wepfer assimile la colique du Poitou à la colique métallique, tout en la rattachant à l'usage du vin comme Citois. On retrouve dans cet auteur les mêmes observations sur la fréquence de cette affection dans la classe aisée et surtout chez les religieux.

Il rapporte que les habitants de Schaffouse, qui font

usage de bon vin rouge, n'étaient pas sujets à la goutte, à la paralysie, aux convulsions, suites ordinaires de la colique bilieuse du Poitou, qui se fait sentir dans les contrées voisines où l'on fait usage de vin de mauvaise qualité (1). »

Ainsi les deux auteurs qui, les premiers, décrivent les symptômes de l'affection avec une précision, une sûreté d'observation si remarquable que ceux qui suivent n'ont qu'à copier leur description, en établissent également d'une façon bien nette l'origine et, il y a lieu de s'étonner que plus tard cette étiologie ait été obscurcie par les auteurs qui n'avaient pas même eu le mérite de l'avoir observée.

Boucher Beauval partage l'opinion de Citois, celle de Wepfer, et nous n'aurions pas rappelé ici le nom de cet auteur, si on ne trouvait dans son mémoire une notion bien nette et singulière de l'extension qu'elle prenait alors par suite du transport à distance des vins altérés. « Les vins du ci-devant pays d'Aunis et du Poitou conservent leur mauvaise qualité lors même qu'ils ont été transportés dans des contrées éloignées. Ils causent la même maladie chez les Hollandais suivant le rapport de Lemmius. »

Pour Tronchin, Gombalusier, la colique du Poitou, la colique des peintres, des potiers, etc., la colique végétale ou métallique ; c'est tout un.

Lespois reproduit l'étiologie de Citois, de Wepfer et rapporte des observations d'épidémies semblables à celles qu'avait relatées le médecin de Poitiers. « Tous les moi-

(1) Observation des Eph. des curieux de la nature, 1671.

nes du couvent de Beaupré et d'un autre couvent, dit-il,
furent atteints de cruelles tranchées, accompagnées de
vomissements bilieux, de constipation, de convulsions,
de paralysie; » et, détail à noter, car il montre de la façon la plus convaincante que c'est bien à l'usage du vin
qu'il faut attribuer l'affection, il ajoute que, « dans cette
épidémie, tous les moines qui ne buvaient pas de vin ou
qui n'en buvaient que modérément, étaient exempts de
cette maladie. »

A la fin du dernier siècle et au commencement de
celui-ci, nous voyons la pathogénie mieux élucidée; mais
tous cependant sont loin d'admettre sans conteste les
idées régnantes. C'est au mélange de la litharge avec le
vin, mélange reconnu utile pour enlever à ce dernier sa
verdeur qu'on attribue alors la maladie.

Cette explication avait été également donnée, et le fait
mérite d'être remarqué, pour les coliques liées à l'ingestion des cidres. Bacher prétendait même que les composés plombiques toxiques provenaient de cercles de
plomb qui revêtissaient *intérieurement* les tonneaux de
cidre, mais Bonté, qui, comme nous l'avons vu, avait
observé et décrit magistralement une épidémie de colique
végétale liée à l'usage du cidre, ne voulait pas entendre
parler d'intoxication métallique.

« On ne peut accuser nos cidres d'être altérés par
aucun mélange métallique; cette fraude dangereuse est
inconnue dans le pays; le vil prix de la liqueur l'en a
sans doute préservée. »

L'opinion formulée dans l'article cité de MM. Morache
et Zuber (Dictionnaire encyclopédique) résume et précise

les idées actuelles sur la pathogénie de cette affection. Nous ne pouvons mieux faire que de reproduire textuellement ce qu'ils en disent :

« Pour nous, il suffit de savoir qu'après avoir passé en revue tous les auteurs de l'époque et avoir mis en lumière des détails qui avaient passé inaperçus, Hirsch est arrivé au résultat suivant : c'est qu'autant que la critique historique permet de conclure pour ce temps déjà éloigné de nous, les épidémies de colique sèche observées en Normandie, au Devonshire, au Poitou, etc., relevaient toutes de l'empoisonnement par le plomb (généralement par l'absorption de boissons plombifères).

Les observations qui font l'objet du chapitre suivant, confirment la justesse de cette opinion pour ce qui regarde la colique du Poitou au moins. Nous pensons qu'il serait bien difficile d'en soutenir une autre.

Il nous paraît superflu de revenir sur la symptomatologie de l'intoxication saturnine, si parfaitement décrite aujourd'hui dans nos classiques depuis les travaux de Grisolle, Tanquerel des Planches, Manouvriez, etc., etc. Un médecin non prévenu ne peut s'empêcher de reconnaître les principaux caractères de cet empoisonnement dans la description de Citois, rapportée plus haut. La ressemblance est d'ailleurs si grande qu'elle frappa les premiers observateurs bien avant qu'on soupçonnât la présence du toxique dans les boissons incriminées.

Et pour terminer ce chapitre par un trait historique, nous citerons cet auteur qui, dans les premières années de ce siècle, pensait après d'autres que la colique du Poitou était sans doute synonyme de colique des potiers, d'où on aurait fait colique de poitiers, de Poitiers, et enfin du Poitou (1).

(1) Les auteurs qui ont écrit dans les premiers temps où on commença à observer ces maladies, les ont toujours confondues sous le nom de colique du Poitou, et aujourd'hui il en est encore beaucoup qui les confondent. Je présume que leurs symptômes qui ont beaucoup de ressemblance, peuvent être la cause de cette erreur, aussi bien peut-être que l'espèce d'analogie des deux mots latins (colica pictonum et colica pictorum), et même par les noms français qui ont pu être pris l'un pour l'autre sans attention car on désigne quelquefois la colique végétale par le nom de colique de Poitiers et la métallique par celui de colique des potiers. » (Vincent Gilles, thèse de Paris, 1818, p. 6.)

« Dubois alors attribua l'origine des oppositions qu'il combattait à la méprise facile des mots potiers et Poitiers. » (Denize, thèse de Paris, 1818, p. 7.)

CHAPITRE II.

Nous étions établi dans le pays depuis quelques mois, lorsque, le 8 juillet 1876, nous fûmes appelé à donner nos soins à M. G..., cultivateur propriétaire de la commune de Saint-Cyr-en-Bourg. Il est utile de dire ici que Saumur est situé au sud de la Loire, sur les confins du département de Maine-et-Loire avec le département de la Vienne, et que Saint-Cyr-en-Bourg n'est distant de ce dernier département que de 8 à 10 kilomètres. Nous sommes donc ici en Poitou, pour ainsi dire.

M. G... se plaignait de fortes coliques et de vomissements verdâtres. Il souffrait horriblement. Le pouls était lent; la peau froide. Le malade était très fatigué et très pâle. Ses douleurs dataient de quelques jours, mais étaient restées supportables jusqu'au moment où le malade s'était décidé à nous appeler. Il avait de l'inappétence et de la constipation.

L'examen, la percussion et la palpation de l'abdomen ne nous firent découvrir rien de ce côté. Agé de 50 ans environ, G... était un homme petit, mais robuste et rompu aux travaux les plus pénibles, patient à la douleur comme à la fatigue. Encore loin de la voie qui devait nous conduire à un diagnostic parfait, nous prescrivîmes une potion opiacée et un purgatif pour le lendemain. A quelques jours de là, il nous envoya chercher de nouveau, mais cette fois pour son domestique, garçon de 18 ans, très vigoureux lui-même. Nous le trouvâmes dans le même état que son maître; mêmes plaintes, mêmes coliques, mêmes symptômes généraux. En présence de ces deux malades (car M. G... n'était pas encore guéri), qui présentaient des symptômes si semblables à des âges si différents, dans la même maison, au milieu des mêmes conditions et des mêmes habitudes, car maître et serviteur travaillaient au même ouvrage et mangeaient à la même table, notre curiosité fut vivement excitée.

Ni l'un ni l'autre n'avait la moindre fièvre. Nous procédâmes à un examen plus minutieux. Nous interrogeâmes tous les organes, jusqu'à ce qu'enfin nous aperçûmes sur les gencives de nos deux malades un liséré bleuâtre non équivoque, le liséré de Burton.

A partir de cet instant, nous ne doutâmes plus que ces deux cultivateurs ne se fussent empoisonnés à leur insu avec quelque sel de plomb. Mais comment, sous quelle forme et par quelle voie le plomb s'était-il introduit chez eux? Ce n'était pas le plus facile à trouver. Nos investigations ce jour-là n'eurent pas de succès, nous l'avouons, et nous devons ajouter pour être vrai, que nos questions dans ce sens furent reçues avec une incrédulité presque moqueuse qui voula t nous rappeler sans doute que nous n'étions encore qu'un jeune médecin. Cependant, nous ne nous laissâmes pas détourner du but, et nous ajoutâmes à notre première ordonnance des bains sulfureux qui, dans notre esprit, devaient nous four-

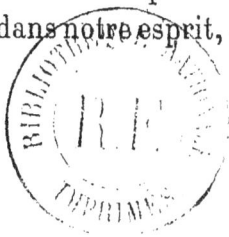

nir une nouvelle preuve de l'intoxication saturnine que nous avions entrevue. Notre espoir, en effet, ne fut pas déçu. Les bains sulfureux firent naître, comme nous l'avions prévu, sur le corps et surtout sur les jambes de nos malades, de petites taches noirâtres, nombreuses et caractéristiques. Nouvelles recherches ; nouvelles interrogations ; nouvelles déceptions. M. G... était bien près de croire, s'il ne le croyait déjà, qu'il n'y avait du plomb dans toute cette affaire que dans le cerveau de son médecin.

Nous vîmes bientôt notre homme, avec une figure tout autre, venir nous consulter dans notre cabinet et nous avouer timidement qu'il pensait tenir le corps du délit, le plomb incriminé.

Voici ce qu'il nous raconta : « Depuis quelque temps je n'ai pas de clef de barrique, et pour en faire l'économie, je me sers d'un simple bouchon de liège. Je tire mon vin d'abord dans un large seau et j'en remplis ensuite mes barils et mes pots. Il en reste toujours une certaine quantité dans le seau, que je néglige et qui s'ajoute au vin que je tire le lendemain ; et ainsi de suite. Or, le seau dont je me sers est un seau métallique *peint à l'intérieur* avec une peinture blanche, et j'ai remarqué que cette peinture a déjà été enlevée en grande partie, surtout à la partie inférieure. »

Nous expliquâmes à notre malade que cette peinture était faite, en effet, avec de la céruse ou carbonate de plomb, et que c'était bien là la cause, la seule cause de ses coliques et de celles de son domestique. Nous le félicitâmes sur son intelligence et la confiance un peu tardive qu'il nous avait accordée. G... était marié et père de famille. Ses enfants eux-mêmes mariés habitaient d'autres communes, et sa femme, à l'encontre des femmes du pays, ne buvait pas de vin. G... n'avait qu'un domestique, celui dont il est parlé dans cette observation. Nous ajouterons enfin que G... avait une douzaine de barriques de vin .blanc dans sa cave, destinées au commerce et qu'il tenait toujours pleines, en attendant l'acheteur avec du vin tiré comme il est raconté ci-dessus.

La première de nos observations est celle d'une intoxication saturnine par l'usage domestique d'un seau métallique peint à *l'intérieur* au blanc de plomb. Bien qu'elle soit étrangère à notre sujet, plusieurs raisons cependant nous ont fait céder au désir de la placer au rang qu'elle occupe. Elle nous a mis sans doute sur la voie du diagnostic de nos observations ultérieures, grâce à l'intelligence de notre malade G.... Elle démontre que les causes d'intoxication saturnine sont multiples dans le pays.

Une troisième raison est peut-être plus grave. Nous avons eù, en effet, depuis maintes fois l'occasion d'observer des empoisonnements par l'usage domestique de seaux métalliques semblables. Ces seaux, peints à l'extérieur en vert le plus souvent, en jaune quelquefois, toujours peints *à l'intérieur* au blanc de plomb, sont assez nombreux dans le commerce saumurois et nous pensons qu'ils se trouvent en aussi grand nombre dans le commerce des autres pays. Nous sommes donc convaincu

que leur usage entre les mains de gens ignorants, qui
s'en servent pour les soins du ménage, doit être fréquemment la cause d'empoisonnements méconnus la
plupart du temps et qui, pour n'être pas mortels, n'en
constituent pas moins un danger très sérieux pour la
santé publique et digne d'être signalé à l'attention des
médecins. L'ignorance du public est si grande en cette
matière que, parmi nos observations, nous avons celle
d'un homme intelligent, revendeur de profession, qui,
ayant acheté un vieil arrosoir métallique dont le fond
était fort endommagé, n'hésita pas à le protéger à l'*intérieur* d'une épaisse couche de peinture rouge au minium
pour y loger l'eau servant à sa table. Et quand il nous
est arrivé souvent de prévenir nos clients contre les dangers de pareils ustensiles de cuisine, nous avons rencontré presque toujours la plus funeste incrédulité de leur
part. Enfin nous n'avons trouvé nulle part qu'on ait men-
tionné ce mode d'empoisonnement saturnin. Nous espé-
rons que ces diverses considérations motiveront suffi-
samment la relation de notre observation I.

OBSERVATION II.

Nous étions encore sous l'impression de l'observation
précédente, lorsque, le 21 juillet de la même année, on vint
nous chercher pour un homme du hameau de Baloire, commune de Meron, situé à quelques kilomètres du département
de la Vienne. P... était âgé de 30 ans environ, et malade
depuis plusieurs années. Ses douleurs s'étaient considérablement augmentées depuis quelques jours et l'avaient

poussé à demander le médecin encore une fois. Tous les
étés, du reste, sa maladie, déjà vieille, s'aggravait.
P... était languissant, amaigri et pâle, il semblait épuisé
par le mal. Il nous priait seulement de calmer ses coliques,
sachant bien par expérience qu'on ne pouvait pas le
guérir. Le ventre était rétracté, la peau froide et le pouls
lent. La constipation habituelle était opiniâtre. Il avait
souvent des vomissements bilieux. Depuis trois ans,
insensiblement, il avait constaté qu'il ne pouvait plus
ouvrir les mains et cela le gênait énormément pour son
travail. Les muscles interosseux et extenseurs des doigts
étaient très amaigris et les doigts toujours dans la flexion
faisaient ressembler ses mains à des griffes. Il était très
faible et se fatiguait vite au travail. Il n'avait jamais faim
et ses digestions étaient toujours douloureuses, tout au
moins laborieuses. Nous découvrîmes facilement le liséré
bleuâtre de ses gencives. Il avait du catarrhe buccal et
l'haleine fétide. Tous les autres organes, interrogés l'un
après l'autre avec un soin minutieux, ne purent nous dis-
traire du diagnostic d'un empoisonnement saturnin qui
s'imposait déjà à notre esprit. Il s'agissait évidemment
d'un empoisonnement lent, dont l'origine remontait à
plusieurs années. Nous cherchâmes vainement autour
de nous la preuve de ce diagnostic. P... était un cultivateur journalier au service des gens de la commune plus
riches que lui. Il était en outre fermier de quelques bois-
selées de terre. La chambre unique du ménage où étaient
entassés pêle-mêle avec les lits les instruments de travail et de cuisine, nous apprit bien vite que le chef de la
famille n'était guère soigneux de sa santé. Mais la mal-

propreté et la misère, non plus que le froid, ne peuvent tenir lieu de plomb. D'ailleurs sa femme et ses trois enfants se portaient bien et leur bonne santé se faisait davantage remarquer auprès du père malade. P... et sa famille nous renseignèrent encore plus mal et nous dûmes partir sans être éclairé; mais nous laissâmes derrière nous notre diagnostic: empoisonnement par le plomb et nous promîmes de revenir. Nous revînmes plusieurs fois sans rien trouver, ni seau métallique peint à l'intérieur au blanc de plomb, ni poteries vernies au plomb. Les cuillères de la batterie de cuisine étaient en étain, de ce mauvais étain qui renferme 50 p. 0/0 de plomb, mais il nous était impossible de les accuser d'une action toxique qui se limitait à un seul membre de la famille. Nous cherchâmes du plomb dans le demi-vin de la cave sans résultat. Cependant notre malade allait de mieux en mieux. Il ne souffrait presque plus, et l'état général lui-même s'améliorait, sinon la paralysie des extenseurs. La faradisation n'avait pas d'effet sur les muscles paralysés.

Nous faisions une dernière visite, toujours en quête du métal, qui, nous en étions convaincu, était la cause de la maladie de notre client. Nous inventorions de nouveau et pour la vingtième fois le meuble de la pauvre maison du malade, regardant chaque objet, furetant partout, lorsque P... nous adressa enfin la question suivante, de l'air d'un homme qui craint de lâcher une sottise: « Les balles de plomb qui sont dans mon baril pourraient-elles m'empoisonner, selon vous? » Et il nous montrait un baril appendu le long du mur. Nous parlerons ailleurs de ces barils et de leur usage.

Celui-ci pouvait contenir deux à trois litres. Il ne nous en fallait pas davantage. Nous décrochâmes le baril et nous le fîmes défoncer devant nous immédiatement. Nous y trouvâmes deux chevrotines et deux balles coniques pour fusil chassepot.

Toutes ces balles étaient réduites au tiers de leur volume primitif, et étaient recouvertes d'une couche blanche de petits cristaux, le baril étant resté vide depuis que le malade s'était alité. Très heureux de notre découverte, nous affirmâmes à P... que nous avions trouvé la véritable cause de sa maladie, et nous lui demandâmes à notre tour l'explication des raisons qui l'avaient conduit à introduire ces balles de plomb, au nombre de quatre, dans son baril.

« C'est un usage ancien fort répandu, nous dit-il, dans ce pays. Ces balles empêchent le vin de déposer sur les parois du baril une mère de vinaigre. » Nous n'avons pas besoin de dire combien nous surprirent et nous intéressèrent à la fois ces renseignements. Nous ajouterons seulement qu'il se montra très étonné lui-même que tous les hommes de sa commune et des communes voisines ne fussent pas malades, et que lui seul eût le triste privilège d'avoir à se plaindre d'avoir fait comme tous les autres.

Nous lui promîmes, et à nous-même aussi, d'éclaircir ce mystère autant que possible. Deux ans plus tard, nous avons revu ce malade. Il avait encore sa paralysie des extenseurs des doigts. Mais il avait repris un peu de son embonpoint d'autrefois. Seuls quelques troubles digestifs l'indisposaient et l'inquiétaient parfois. Il ne perdait plus aucune journée de travail pour cause de mauvaise santé.

OBSERVATION III.

Le 30 septembre 1876, nous sommes mandé dans le hameau de Grand-Font, commune de Brezé. Grand Font est situé à trois kilomètres du département de la Vienne. O..., vigneron journalier, 40 ans environ, marié et père de famille, souffre depuis la veille de vives coliques. Il a vomi plusieurs fois avant notre arrivée des matières verdâtres. Il est constipé, le ventre est rétracté. Il est couché sur le ventre, cette position calmant un peu sa douleur qui n'en reste pas moins considérable ses gémissements en témoignent. Il a pêché dans la nuit du 28 au 29 septembre, les jambes plongées jusqu'aux genoux dans l'eau, sorte de pêche frauduleuse, et il nous l'accuse secrètement, bien sûr que c'est là la cause de sa maladie. Cependant, ce n'est pas la première fois qu'il a de semblables coliques ; mais il n'hésite pas à les rattacher toutes à d'autres pêches nocturnes, occupations qui lui sont familières dans la belle saison. O... est un homme petit, mais de bonne force ; tempérament sanguin, et vigneron solide au travail, quoiqu'il se plaigne d'avoir un mauvais appétit, et de plus mauvaises digestions encore. Nous découvrons facilement sur ses gencives un liséré bleuâtre très caractéristique. Aussitôt nous avisons dans un coin de la chambre un unique baril que nous trouvons à demi-plein. Nous le faisons défoncer devant nous, et nous en retirons trois chevrotines dont le volume est considérablement réduit. Nous expliquons à notre malade que plutôt que l'eau, le vin de son baril est la cause de ses coliques, et que le plomb est un toxique dangereux. Nous devons dire que nous rencontrâmes chez lui une incrédulité plus manifeste encore que chez les malades de nos observations précédentes.

Cependant ayant ajouté au traitement ordinaire de l'intoxication saturnine, des bains sulfureux, nous pûmes voir sur plusieurs points de la peau des taches bleuâtres en assez grande quantité.

Dans les quinze jours qui suivirent, O... n'avait pas quitté le lit, nous eûmes la bonne fortune de pouvoir présenter ce malade à M. le Dr Raoult Deslongchamps, médecin major de 1re classe de l'hôpital militaire de Saumur, et à M. le Dr Rivet, médecin aide-major attaché au même hôpital. Ces confrères distingués, après avoir examiné notre client, voulurent bien confirmer notre diagnostic et reconnaître, comme nous, les balles de plomb, trouvées dans le baril, comme constituant la seule cause possible des symptômes observés. Parmi les ustensiles de cuisine, nous avions remarqué des cuillères en étain plombifère, des fourchettes en fer étamées avec de l'étain plombifère, et quelques poteries vernies au plomb.

Cependant O... seul était malade parce que seul il buvait au baril. Sa femme et ses deux petits enfants se portaient bien. Une guérison rapide et durable succéda au traitement classique de l'intoxication saturnine.

OBSERVATION IV.

F..., 59 ans, vigneron propriétaire, habite la commune de Say (Vienne). C'est un homme de haute taille, tempérament sanguin et énergique qui, par un travail opiniâtre s'est acquis une modeste aisance, ce qui ne l'empêche pas de travailler jour et nuit, malgré les douleurs pénibles dont il souffre depuis plus de vingt ans, surtout dans la saison chaude. Ce sont des coliques le plus souvent, des maux d'estomac qui provoquent des vomissements bilieux. Il se plaint aussi de douleurs vagues dans les jointures et les membres. Il traite ces dernières suivant le conseil de son entourage par la flagellation avec des orties, et il s'en trouve bien. Mais il s'est souvent adressé aux médecins pour ses coliques et ses vomissements, et, s'il a été soulagé à chaque fois, il n'a jamais été guéri. Nous le voyons pour la première fois le 14 août 1877 dans notre cabinet.

F... ne s'alite jamais. Il se lève très matin pour aller dans ses champs et il rentre pour se coucher le soir très tard. S'il est malade le jour il se couche sur le sol et, quand la douleur est passée, il recommence le travail interrompu. Il se tient courbé devant nous le ventre dans les mains. Il est très maigre et très pâle ; les traits sont altérés par la souffrance. Le ventre est plat ; le malade ne paraît pas souffrir de la palpation nécessaire pour l'examen des parties profondes de la cavité abdominale, où nous ne reconnaissons rien d'anormal. Les attouchements légers, au contraire, révèlent de l'hyperesthésie cutanée.

La langue est blanche, l'haleine fétide ; un liséré bleuâtre très apparent existe sur les gencives. Le foie et la vésicule biliaire ne sont ni gonflés, ni douloureux. Aucun indice de néoplasme de l'estomac ou des organes voisins. F... accuse un grand affaiblissement ; ses jambes ne peuvent plus le porter. Il n'y a pourtant chez lui ni paralysie, ni encéphalopathie. Il se plaint d'une constipation habituelle et opiniâtre. Apyrexie complète. F... a l'habitude, comme la plupart des gens du pays, de se servir de barils où il a introduit des balles de plomb, des chevrotines, en nombre variable. Il possède trois barils de diverses grandeurs. Deux renferment chacun trois chevrotines ; le plus petit n'en renferme que deux.

Nous instituons immédiatement le traitement classique de l'intoxication saturnine. F... a recouvré aujourd'hui en partie sa vigueur d'autre fois malgré ses 66 ans.

Son visage pâli s'est coloré et il travaille autant qu'à 20 ans. Il nous a donné ces renseignements, il y a trois mois à peine. La femme de F... n'est pas malade.

OBSERVATION V.

T..., jardinier, 23 ans, de la commune de Saint-Lambert, près Saumur, vient nous consulter dans notre cabinet le 29 juillet 1878. Il nous montre sur la muqueuse de sa joue gauche, vers la commissure labiale, une tache noirâtre, plutôt bleuâtre, très irrégulière, ayant à peu près les dimensions d'une pièce de cinquante centimes. Il a aperçu cela la veille, et croyant avoir à se plaindre de la fidélité de sa femme, il a pensé que c'était là sans doute la trace d'une affection contagieuse qu'elle lui aurait communiquée. Il me demande mon avis sur ses craintes ; c'est là la principale raison de sa visite. Cependant il ne se porte pas bien. Il vomit depuis quelque temps assez fréquemment des matières vertes et amères, de la bile ; il se plaint de violentes coliques, de douleurs dans le ventre et le genou droit, sur lequel il s'appuie de longues heures pour son métier de jardinier. Nous examinons la tache qui l'inquiète plus que tout le reste et nous ne trouvons pas que la muqueuse soit altérée à son endroit, sinon dans sa couleur. Nous en cherchons la cause, lorsque nous remarquons que les gencives du malade nous offrent autour des dents un large liséré bleuâtre, absolument identique. Nous n'hésitons pas à les rattacher l'un et l'autre à la même origine. Nous voyons notre malade le lendemain chez lui. Le ventre est rétracté, non douloureux à la pression. Il se plaint de sourdes coliques. Il a vomi le purgatif salin que nous avons prescrit la veille et il n'a pas été à la garde-robe. Nous trouvons un épanchement considérable dans l'articulation du genou droit, sans apparence d'inflammation. T.. nous apprend, sur notre demande, qu'il se sert d'un baril suivant la coutume des gens de son pays (il est originaire de Saint-Léger, Vienne), et dans ce baril nous trouvons, en effet, une balle conique et deux chevrotines ; ces trois balles sont très diminuées. Le baril renferme en outre un demi-litre de vin altéré et aigre. Nous nous faisons un plaisir de renseigner notre malade sur la véritable cause de sa maladie, et le traitement de l'intoxication saturnine, institué immédiatement, nous donne les meilleurs résultats très rapidement. L'hydarthrose du genou elle-même cède avec une rapidité qui nous surprend, malgré les imprudences de notre malade qui, ne se sentant pas la fièvre, ne veut pas interrompre longtemps son travail. Ces sortes d'épanchements nous ont paru d'ordinaire plus rebelles. Deux vésicatoires et un bandage compressif suffirent avec trois semaines de traitement pour sa guérison. Nous avons donné à l'intérieur de l'iodure de potassium, un gramme par jour. Est-il nécessaire d'ajouter que la femme de T... n'est nullement malade ?

OBSERVATION VI.

F..., 38 ans, vigneron, de la commune de Brezé (Maine-et-Loire), à 8 kilomètres de la Vienne, est pris d'une violente colique, le 3 août 1880, pour laquelle il nous fait appeler.

Il est très agité et ne peut tenir au lit. Nous le trouvons accroupi sur le seuil de sa porte et nous attendant avec impatience.

Pourtant c'est un homme vigoureux, à tempérament nervoso-sanguin, qui a partagé sans une défaillance toutes les fatigues de la malheureuse retraite vers la Suisse de l'armée en désordre de Bourbaki. Nous reconnaissons facilement chez lui tout le cortège des symptômes déjà décrits de l'intoxication saturnine : vomissements bilieux, coliques vives, constipation opiniâtre, liséré des gencives.

Ce n'est pas sa première colique; mais jamais il n'a autant souffert.

L'examen de l'abdomen ne nous découvre ni inflammation, ni étranglement, rien non plus du côté du foie ou des reins. La peau est froide et le pouls est lent.

Les fortes pressions sur le ventre sont bien tolérées ; les attouchements de la paroi au contraire sont infiniment plus douloureux. Ni paralysies, ni symptômes cérébraux.

Il ne nous est pas difficile de trouver dans la cuisine le baril que nous soupçonnons aussitôt, et dans le baril deux chevrotines qui y ont été introduites récemment. Il y a encore du vin dans le baril, en petite quantité.

F... guérit facilement par le traitement de l'intoxication saturnine que nous instituons immédiatement. F... est marié et père d'une grande fillette qui n'est pas plus malade que sa mère.

CHAPITRE III.

Nos cinq dernières observations constituent la base de notre travail et nous devons nous y arrêter un peu.

Elles relèvent toutes de l'empoisonnement saturnin, par l'usage de barils où les paysans introduisent des balles de plomb pour y conserver le vin bon.

Ces barils sont de petits tonneaux en bois dont la capacité varie d'un à 4 et 5 litres environ, et qui sont destinés à contenir et à transporter dans les champs le vin de la journée.

Peu de cultivateurs se privent de ce petit meuble. Beaucoup en possèdent plusieurs de toutes grandeurs. Ils y boivent *à la lire* et, à l'aide d'un lien, le suspendent à l'épaule pendant la marche. La plupart de ceux que nous avons interrogés, sinon tous, introduisent quelques corps étrangers dans ces barils ; qui, de petits cailloux, qui, des balles de plomb ; le plus souvent, presque toujours, ce sont ces dernières que nous y avons trouvées. Nous avons souvent entendu le bruit qu'elles font rejetées d'un côté sur l'autre dans le tonneau vide du paysan qui revient le soir à la maison et, si nos renseignements sont certains, comme nous avons tout lieu de le croire, l'usage du baril et des balles de plomb existe depuis un temps immémorial ; les vieillards le font remonter à leurs aïeux ; et il serait très répandu dans tout le Poitou. il nous a donc paru intéressant de rechercher si cette coutume, certainement ancienne et généralisée, n'a pas eu une part quelconque dans la production des épidémies de colique, dite colique du Poitou, et si elle ne pouvait pas servir au moins à jeter un peu de lumière dans l'obscurité dont reste encore enveloppée l'étiologie de cette maladie. Nous le croyons et nous allons essayer de l'expliquer.

Les balles que nous avons trouvées dans ces barils étaient toutes des chevrotines, balles à tuer le chevreuil. On sait que les paysans de ce pays giboyeux ont toujours aimé à se servir du fusil de chasse. Seuls nos malades des observations II et V avaient employé à cet usage des balles coniques, plus volumineuses et à surface plus étendue, souvenirs de la campagne de France. Rappelons que le malade de notre observation II nous a présenté une paralysie des extenseurs des doigts et le malade de notre observation V une hydarthrose du genou et une arge tache noirâtre de la muqueuse de la bouche.

Les symptômes que nous avons d'ailleurs observés, sont, dans tous les cas, en rapport comme cela doit être avec le nombre et le volume des balles employées.

La négligence et la malpropreté ont favorisé dans tous nos cas l'action du vin sur le métal et augmentent toujours l'action du toxique dans une proportion telle que les cultivateurs soigneux peuvent échapper en grande partie aux dangers de l'empoisonnement auquel les expose ce fâcheux usage. Ceux-ci le soir vident avec attention leurs barils, les lavent souvent et les remplissent toujours de vin frais avant de s'en servir. Ces précautions, sur l'importance desquelles il est inutile d'in-

sister, sont la raison du petit nombre de malades observés relativement au grand nombre de gens qui devraient
être atteints.

La chaleur et les longues journées de l'été favorisent
encore l'acidification du vin et par conséquent l'action
de celui-ci sur le métal. De plus, à ce moment de l'année,
le cultivateur travaille et boit davantage, ce qui explique
que l'intoxication soit plus souvent sinon exclusivement,
observée, dans la saison chaude. L'hiver, au contraire, le
baril reste souvent vide à la maison.

Mais pourquoi cette funeste coutume d'introduire des
balles de plomb dans les barils ? Tous nos malades, toutes
les personnes que nous avons interrogées sur ce point
dans le pays, même les plus ignorantes, nous ont ré-
pondu qu'elle avait pour effet *d'empêcher la mère de
vinaigre de se former et de se déposer sur les parois des
barils*, et pour but de tenir les barils propres et le vin
bon.

Nous avons trouvé la note suivante dans le livre si
complet et si intéressant de M. Armand Gautier (Le cui-
vre et le plomb dans l'alimentation et l'industrie, 1883,
page 119) : « Il n'y a pas fort longtemps que les petits
ménages avaient pour usage de placer dans le tonneau
un plat en plomb ou une lame de plomb pour empêcher
l'acidification du vin ou du cidre (1). »

(1) Dans le vin, le poison peut provenir des vases en plomb dans
lesquels on le cuisait à la méthode antique, des pièces de plomb des
pressoirs, *des plats de plomb mis dans les tonneaux contre la fermentation
acide*, et actuellement des grains de plomb restés dans les bouteilles
ou du séjour des égouttures sur les comptoirs en étain plombifère (Le-

Nous ne savons pas à quel pays appartiennent les petits ménages dont parle le savant académicien, cependant nous n'avons pas de peine à penser que la balle de plomb du baril du paysan moderne du Poitou dérive en droite ligne du plomb, plat ou lame que ses pères durent placer d'abord et pendant longtemps sans doute dans leurs tonneaux. La fabrication du vin s'est perfectionnée, les vins blancs surtout ne se conservent plus longtemps dans le tonneau, on les met promptement dans les bouteilles dont l'usage se multiplie de plus en plus. D'autres considérations aidant dans le détail desquelles il serait oiseux d'entrer, on a abandonné le plat et la lame de plomb, comme on abandonnera bientôt la balle de plomb. L'usage cependant en a prévalu jusqu'à nos jours et on la retrouve dans les barils. Mais déjà les progrès étonnants de l'hygiène ont pénétré jusque dans nos campagnes et quelques cultivateurs, effrayés de la mauvaise réputation du plomb et un peu oublieux aussi de la cause qui avait conduit leurs pères à introduire ce métal dans leurs vins, remplacent dans leurs barils les balles de plomb par de petits cailloux. Nous assistons donc à la lente disparition d'une coutume aussi vieille que déplorable, mais encore assez répandue pour motiver notre attention.

Si nous nous reportons à notre historique, nous constatons que les vins seuls, les vins aigres surtout, sont accusés

roux) ; on l'a parfois, à une certaine époque, frelaté avec la litharge (colique végétale du Poitou, Citois). Manouvriez. Article Plomb, p. 339, t. XXVIII, du Nouveau Dictionnaire de médecine et de chirurgie pratiques.

par tous les auteurs d'être la cause de la colique du Poitou. Quoi de plus favorable en effet que l'acidité naturelle de certains vins blancs des mauvaises années pour dissoudre le plomb métallique sous forme d'acétates, de tartrate, etc.? Et si nous voulons nous rappeler qu'en ces temps éloignés la fabrication du vin n'était pas excellente, loin de là, qu'elle favorisait encore leur acétification, on s'expliquera parfaitement l'histoire de ces épidémies de colique du Poitou, rapportées par les auteurs. Ajoutons que la nocuité de ces vins était d'autant plus difficile à soupçonner, alors que le mélange du métal toxique donne à ces liquides aigres et mauvais un goût plus agréable en tempérant leur acidité et leur verdeur jusqu'à les sucrer.

On a même pu employer autrefois dans ce but la litharge. Grisolle (livre déjà cité), raconte que des cidres furent ainsi adultérés à Paris par de l'acétate de plomb qui était employé à les clarifier. La fraude est de tous les temps ; cependant il nous paraît plus simple et peut-être aussi plus rationnel de voir dans la majorité des cas le plomb introduit dans les vins par l'intermédiaire de plats, de lames ou de chevrotines par des personnes ignorant leur toxicité.

Quelle que soit la valeur de notre opinion et la confiance qu'on lui accorde, nos observations n'en restent pas moins intéressantes. Elles démontrent que dans le pays qui donna son nom à la colique du Poitou, maladie que la plupart des auteurs modernes s'accordent à reconnaître comme une intoxication saturnine à forme épidémique, nous avons encore rencontré récemment des empoisonnements saturnins parmi des paysans qui, moins que les autres, semblaient exposés à de pareils accidents et qui, au contraire par le milieu où ils vivent et par leurs habitudes semblaient plutôt prédisposés à la colique sèche végétale, si tant est que cette maladie existe. Il n'est donc pas douteux que la cause de ces empoisonnements ne subsiste encore parmi cette population.

Ce serait le cas de remarquer avec Armand Gautier : « De toute part le plomb nous envahit, nous enveloppe et nous pénètre. On persiste à en enduire nos murs et nos meubles et c'est au milieu des poussières plombiques qui tendent à se détacher sans cesse que nous vivons (1). »

« On ne saurait se faire d'illusions et penser que, parce que chacune des doses de plomb que nous absorbons tous les jours, sous une foule de formes, est minime, l'absoption du toxique ne se fait pas, ou qu'elle soit sans importance réelle parce que des accidents aigus, éclatant, n'en démontrent pas le danger immédiat (2). »

C'est ici le lieu de dire un mot du pronostic et du traitement. On l'a vu dans nos observations, le pronostic est aujourd'hui bénin, relativement aux observations relatées par les auteurs anciens. Cependant le malade de notre observation II a conservé, malgré nos soins, une paralysie des extenseurs des doigts.

Nous laisserons de côté les différents traitements en

(1) Page 212.
(2) Page 213.

vogue dans les auteurs anciens, traitements qui varièrent suivant les idées qu'on se faisait de la maladie. Le traitement classique de la colique saturnine est aujourd'hui trop connu pour qu'il y ait quelque intérêt à le reproduire ici. Nous devons dire seulement que nous nous sommes servi avec un plein succès des purgatifs salins et des lavements de sulfate de soude et de séné contre la constipation, des opiacés contre les coliques, des vésicatoires contre les douleurs des membres et du tronc, de l'iodure de potassium, des bains sulfureux et aussi du régime lacté peu sévère pour les troubles digestifs. Le traitement prophylactique est de beaucoup le plus important, et il consiste à détruire un si funeste usage par tous les moyens possibles. Pour atteindre promptement à ce but, nous conseillons de prévenir les cultivateurs de ces départements par la voie des écoles, par la voie de la presse, la voie administrative, et par le concours des sociétés d'hygiène des dangers auxquels ils s'exposent en faisant usage de vins plus ou moins toxiques.

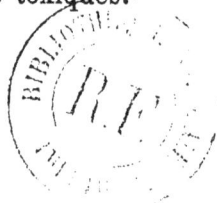

CONCLUSIONS.

En nous basant sur les enseignements que nous a fourni l'étude des principaux auteurs qui ont écrit sur la colique du Poitou et sur les observations que nous avons données au cours de ce travail, nous croyons pouvoir affirmer :

Que la colique du Poitou a eu pour cause l'ingestion de vins altérés, peut-être adultérés :

Que cette altération a été dans tous les cas produite par le plomb sous forme d'acétate et de tartrate surtout ; et qu'elle est liée à la déplorable coutume qu'on a gardée de mettre dans les tonneaux et les barils du plomb métallique sous forme de plat, de lame et de chevrotines, dans le but de conserver les vins et de corriger leur verdeur ;

Que la colique du Poitou n'a pas encore entièrement disparu de ce pays, mais que les progrès rapides de l'hygiène en ont atténué les effets;

Qu'il est même probable que, dans un temps prochain, elle n'existera plus que dans la mémoire des médecins. Cependant les cas actuellement observés sont encore assez nombreux et assez graves pour mériter leur attention. Ils doivent les engager dans toute la limite du possible à faire disparaître la pernicieuse coutume qui consiste à introduire du plomb métallique dans les barils de vin.

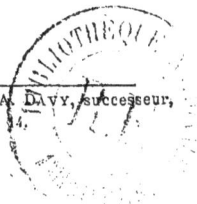

Paris. — A. PARENT, imprimeur de la Faculté de médecine, A. DAVY, successeur, 52, rue Madame et rue Monsieur-le-Prince, 14,